AF402614

DES FIÈVRES

CONTINUES ET RÉMITTENTES A QUINQUINA

ENVISAGÉES SPÉCIALEMENT
AU POINT DE VUE DE LEUR DIAGNOSTIC,

Par le Docteur **CASTAN**,

Professeur agrégé à la Faculté de médecine de Montpellier.

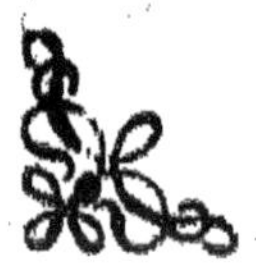

PARIS

IMPRIMERIE DE MOQUET

11, RUE DE FOSSÉS-SAINT-JACQUES, 11.

1861

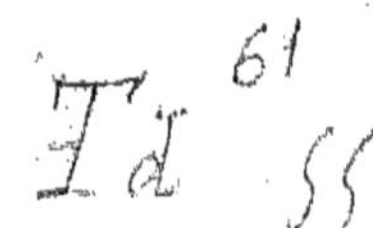

DES FIÈVRES

continues et rémittentes à quinquina

envisagées spécialement au point de vue de leur diagnostic.

Il est des affections morbides qui semblent avoir pour privilége spécial de se présenter sous des formes constamment variées, et qui, véritables protées, peuvent dans leurs nombreuses manifestations parcourir pour ainsi dire presque tout le cadre pathologique. De ce nombre sont la chlorose, l'hystérie, le rhumatisme, etc.; mais au premier rang doit certainement figurer l'affection paludéenne. Se présentant en effet dans certains cas à l'état fébrile, et pouvant alors affecter les trois types intermittent, continu et rémittent, elle revêt dans d'autres circonstances la forme névralgique, hémorrhagique, paralytique, etc., surprenant toujours ainsi le praticien par la multiplicité (1) et la nouveauté de ses actes.

Toutes les fois que sous ces diverses formes, l'affection marématique conserve sa marche habituelle et normale, l'intermittence, le médecin a pour la reconnaître un guide assuré et presque infaillible, et son diagnostic, par conséquent peut être établi avec assez de facilité; mais dès que le type intermittent disparaît, dès que la fièvre effluvéenne devient continue ou rémittente, les difficultés surgissent, et ce n'est qu'en appelant à son aide tous les secours de l'analyse clinique que le praticien peut découvrir sous cette forme et au

(1) La *Gazette des hôpitaux* du 24 juillet 1860 renfermait un exemple d'une forme peu connue de l'affection paludéenne, l'alalie intermittente. 1861

milieu des complications qui l'obscurcissent, la véritable nature de la maladie, le génie intermittent. Quelles sont les sources auxquelles on doit puiser pour surmonter ces difficultés, reconnaître et traiter ces fièvres ? c'est ce que nous nous proposons d'établir dans ce travail.

Les fièvres rémittentes, « appelées aussi composées, continues, proportionnelles ou continues périodiques, continues en apparence (Sennert *de febrib*. lib. II. Cap. XIII) que les Grecs nommaient συνεχεις, et Morton continentes (*de febr. exercit*.2 cap.3 ;)en détournant ce mot de son acception commune et reçue, » (1) ont de tous temps fixé l'attention des médecins ; quelques auteurs ont même voulu en faire un ordre particulier, établissant d'après le type la classification des pyrexies. Cette prétention ne saurait en aucune sorte être justifiée ; on s'exposerait ainsi à réunir des maladies complètement différentes par leur nature, tandis qu'on séparerait des états morbides foncièrement les mêmes. Si l'on persistait à vouloir former une clase de fièvres rémittentes, il faudrait au moins établir dans ce groupe de grandes divisions, et reconnaître des fièvres rémittentes essentielles et rémittentes symptomatiques (fièvre hectique) ; le premier groupe lui-même serait divisé en deux genres, les rémittentes essentielles spéciales (fièvre catharrale, bilieuse, à exacerbations marquées) et les rémittentes essentielles spécifiques (fièvre à quinquina).

Le diagnostic de la rémittence symptomatique ne peut offrir aucune difficulté ; car l'existence d'une lésion organique quelconque suffit pour démontrer la dépendance de l'état fébrile. La marche de la maladie peut également dans un grand nombre de cas éclairer le praticien : « Il est un signe assez précieux, dit M. Trousseau, à l'aide duquel au début des fièvres, on peut distinguer si la fièvre est symptomatique ou essentielle. Ce signe se tire de l'examen comparatif des paroxysmes. Quand une fièvre intermittente légitime dé-

(1) Borsieri. *Instituts de méd. prat.*, trad. Chauffard. T.I. p. 442.

bute, il arrive souvent que l'apyrexie ne soit pas parfaitement tranchée pendant les six ou sept premiers jours, et que la fièvre, plutôt rémittente qu'intermittente, semble symptomatique d'une phlegmasie viscérale ; mais on remarque que la rémission devient de plus en plus tranchée, que le début de chaque paroxysme se dessine par un frisson de plus en plus fort, de sorte que le doute déjà ne subsiste plus au quatrième ou cinquième accès. Et au contraire, dans la fièvre symptomatique, il n'est pas rare de voir au début une intermittence complète ; mais à mesure que la maladie fait des progrès, l'intermittence se change en rémission, les frissons deviennent de plus en plus courts, et finissent par disparaître complètement avant la fin du premier septénaire, de sorte qu'on peut résumer ainsi ce que nous venons de dire : ce qui distingue dans leur début la fièvre intermittente simple de la symptomatique, c'est que la première, à mesure qu'elle avance, prend plus nettement le caractère intermittent, et que la seconde, au contraire, le perd en avançant (1). » Quoique ce signe ne se moutre pas dans tous les cas, il peut cependant être de quelque utilité, et c'est à ce titre que nous l'avons rappelé.

Les difficultés sont plus grandes quand il s'agit de distinguer les rémittentes spéciales et spécifiques, ou ce que nous appellerions plus volontiers la rémittence fausse et la rémittence vraie. Des similitudes nombreuses rapprochent en apparence ces deux genres de fièvres si différentes cependant dans leur nature; les symptômes, la marche sont souvent les mêmes, et si l'on n'a recours à toutes les données de l'observation, on s'expose à une confusion fâcheuse. Le quinquina très utile dans un cas, reste sans effet, peut même devenir nuisible dans l'autre. « Les fébrifuges, dit Voullonne, n'ont d'action que contre la fièvre intermittente... Des médecins, d'ailleurs observateurs exacts, mais qui ne

____

(1) Trousseau et Pidoux. *Traité de thérap. et de matière médicale;* 5e édition, t. II, p. 354.

reconnaissent guères d'autres fièvres intermittentes que les intermittentes manifestes, ont pu croire de bonne foi avoir guéri avec le quinquina des fièvres continues, tandis qu'ils n'avaient effectivement guéri que des intermittentes subintrantes, subcontinues, etc. 1). » Werlhof, dans le même sens, avait dit avant lui en parlant du quinquina : « *nocere potius, quam juvare posse videtur in febribus naturæ continentis, præcipue* επαχμασιχης *inflammantis, suppurantis, catarrhalis, etc.* (2) » Tissot dans la fièvre bilieuse de Lausanne avait aussi constaté les mauvais effets du quinquina ; l'écorce du Pérou ayant été inopportunément donnée ne fit qu'aggraver la maladie; Tissot l'arrêta au moyen d'évacuants (3). Stoll dans sa constitution de l'an 1777, avait fait la même observation. Les vomitifs enlevèrent la maladie, alors que le quinquina avait été complétement impuissant ; il s'agissait dans ce cas d'une fièvre pituiteuso-bilieuse (4). Mais au contraire, dès que le spécifique est indiqué, ses effets sont aussi prompts que certains ; assuré du résultat, le praticien peut agir avec hardiesse, et sans se laisser arrêter par des considérations qui en toute autre circonstance devraient lui donner de l'hésitation; la maladie sera inévitablement arrêtée dans son cours. Pringle nous assure que « quoique les fièvres qu'il observait ne fussent jamais au commencement sans inflammation, il donnait cependant sans crainte le quinquina (5), » et cette conduite, que le succès couronnait, nous paraît bien préférable à celle de quelques praticiens, de

(1) Voulonne. *Mémoire sur les fièvres intermittentes;* 1782, p 82.

(2) Werlhof. *Observationes de febribus præcipuè intermittentibus,* etc. Enetiis, 1764, p. 82.

(3) Tissot. *Historia febris epidemiæ biliosæ Lausannensis; anni* 1755. (Œuvres complètes. P. 443.)

(4) Stoll. *Médecine pratique;* traduction de Mahon ; p. 126. (On pourra aussi consulter, sur ce sujet, le Traité de Ramazzini : *De abusu Chinæ,* etc.)

(5) Baillou. Épidémies et éphémérides. Trad. Yvaren. Page 84.

Retz en particulier, qui attendait le 14ᵉ jour pour administrer le spécifique (1). L'inutilité du quinquina et les dangers qu'il entraîne quand il est inopportunément administré, d'une part ; et de l'autre, l'action merveilleuse qu'il exerce sur les fièvres à génie intermittent, tels sont donc les motifs qui doivent engager les médecins à étudier avec soin et à distinguer les fièvres rémittentes vraies des rémittentes fausses. Nous trouverons dans les relations que nous ont laissé les auteurs des siècles précédents et les médecins contemporains, des signes suffisants pour établir ce diagnostic différentiel.

A toutes les époques on a observé des fièvres rémittentes de nature marématique. Il est facile de retrouver dans les œuvres d'Hippocrate (Epid. sect. III, liv. 3), les caractères de ces pyrexies ; les recherches de Torti, de Morgagni (2) et celles plus récentes de MM. Littré (3) et Boudin (4) ont mis ce fait hors de doute. Baillou, dans sa constitution de l'automne 1570, avait également observé des fièvres putrides à type double tierce (5).

Néanmoins jusqu'à l'époque de l'introduction du quinquina dans la thérapeutique, ces observations étaient loin de présenter l'intérêt qu'elles ont offert depuis ; ce n'est, en effet, que depuis 1638 que les médecins ont étudié avec soin les caractères de ces fièvres pour les attaquer directement par

(1) Retz. Obs. sur les maladies qui règnent à Rochefort 4ᵉ partie

(2) Pringle. Maladies des armées. T I, p. 319.

(3) « Torti, dit Morgagni, après avoir transporté dans sa célèbre thérapeutique, non sans y avoir ajouté des scholies, ce qui avait été décrit par Mercatus à la fin du 16ᵉ siècle, et par Morton à la fin du 17ᵉ, a mis tout le monde à même de savoir qu'Hippocrate et un grand nombre d'anciens n'ignoraient pas que les fièvres intermittentes deviennent quelquefois malignes et mortelles» (Morgagni, 49ᵉ lettre, § 6.)

(4) Hippocrate. Trad. Littré. Argument, t. II, p. 528.

(5) Boudin. Traité des fièvres intermittentes, rémittentes et continues. Paris, 1862, p. 33.

leur spécifique. C'est pendant cette période que des observations nombreuses ont été faites en Italie par Torti, Lancisi, Ramazzini, Sarcone, Richa, Bianchi, etc., en Allemagne par de Haën, Stork, Strack, Hildenbrand; en Angleterre par Sydenham, Sims, Werlhof; en Hollande, par Ræderer et Wagler, Pringle; en France par Chirac, Retz, Leroy, Voulonne, Senac, Baumes, etc. Les médecins militaires d'Afrique ont rappelé l'attention sur les fièvres rémittentes qui, méconnues par Broussais, avaient été confondues avec toutes les autres pyrexies sous la dénomination commune de gastro-entérite, et la science doit être reconnaissante à MM. Maillot, Nepple, Boudin, Laverane, etc., de leurs précieuses recherches sur ce sujet (1). Nous ne devons pas omettre dans cette énumération les noms de Borsieri, Frank, Grimaud, P. Frank dont les ouvrages peuvent fournir quelques renseignements utiles; citons enfin le récent traité de M. Briquet, sur lequel nous aurons plusieurs fois l'occasion de revenir.

Le diagnostic de ces fièvres ne peut être établi d'après la connaissance d'un seul signe particulier et constant; ce n'est en effet que d'après un ensemble de caractères puisés à la triple source de l'étiologie, de la symptômatologie et du traitement que l'on peut reconnaître l'existence du génie intermittent : étudions donc successivement chacune de ces parties; nous examinerons ensuite leur valeur relative au point de vue du diagnostic.

Étiologie. — Nous avons déjà établi en principe l'identité des fièvres rémittentes, continues et intermittentes, (2) considérées au point de vue de leur nature; c'est dire par conséquent que les mêmes influences étiologiques peuvent donner naissance à chacune de ces trois formes de l'endémie

(1) On consultera également avec fruit les intéressantes recherches de M. Dutroulau consignées dans la *Gazette médicale* de Paris, 1850, et intitulées : *Études sur les maladies maritimes.*

(2) Il est évident que nous ne parlons ici que des fièvres guéries par le quinquina.

paludéenne, c'est affirmer que dans les lieux où l'on obser-
vera des fièvres intermittentes, on pourra également rencontrer des fièvres continues et rémittentes curables par le
quinquina. Or, l'on sait que les effluves marécageux ont été
regardés avec raison comme la principale, sinon comme l'ú-
nique origine de toutes les pyrexies de cette nature, continues, rémittentes, intermittentes, larvées ou pernicieuses.

Négligeant donc l'étude de cette cause générale qui a tour
à tour fixé l'attention des chimistes et des médecins, et sou-
levant un point plus délicat de la q estion, nous nous deman-
derons si l'on peut connaître les conditions qui font que l'affection marématique se présente à l'état rémittent ou continu
plutôt que sous la forme intermittente.

Dire que les fièvres continues ou rémittentes sont souvent
épidémiques, c'est reconnaître en même temps l obscurité
qui règne en partie sur leur production, c'est avoir recours au
quid divinum d'Hippocrate; c'est en un mot rester dans le
domaine de l'inconnu. Et en effet, dans la plupart des cas, il
est fort difficile de remonter aux causes qui engendrent ces
maladies, et ce n'est que grâces à une disposition interne et
inappréciable du sujet que l'effluve marécageux peut déve-
lopper une de ces fièvres qui nous occupent. La plupart des
auteurs, Lancisi, Rœderer et Wagler, Strack, Baumes, etc.,
ont reconnu la vérité de ce fait. Toutefois, les médecins ont
cherché à connaître quelques-unes des conditions qui favorisent la production de ces états morbides, et dans quelques
circonstances ils sont parvenus à dégager une partie de l'inconnu qui entoure leur origine. M. Briquet, entraîné plutôt
par les déductions à *priori* que par une saine observation
des faits, et reproduisant, du reste, en cela l'opinion de
M. Boudin, a promptement tranché la question. « Les fièvres
rémittentes, dit-il, sont dues à l'action des miasmes paludéens;
elles résultent d une intoxication à plus forte dose que les
fièvres intermittentes ordinaires (1). » Admettre comme

(1) Briquet. *Traité thérapeutique du quinquina et de ses pré
parations.* Paris, 1853. P. 343.

règle générale une pareille pathogénie, serait reconnaître la passivité complète du système vivant ; à ce compte-là trois piqûres faites avec une lancette imprégnée de virus vaccin devraient produire plus d'effet que deux, et celles-ci plus qu'une seule. Or ne sait-on pas qu'il suffit d'une quantité excessivement petite pour que l'absorption ait lieu, et que le sujet acquière l'immunité contre la variole ? C'est que dans toute production de maladie, il y a le plus souvent deux facteurs en présence, le facteur interne qui ne peut jamais manquer, et le facteur externe qui peut quelquefois faire défaut (1). Quand la disposition vitale est très développée, il suffit d'une provocation très-légère pour la mettre en jeu ; c'est ce que l'on observe très souvent dans les fièvres continues et rémittentes vraies ; la disposition interne a presque toujours la plus grande part dans leur pathogénie ; ce n'est que par elle et non par la dose d'intoxication que l'on peut expliquer leur production. Reconnaissons toutefois que lorsque la susceptibilité du sujet est peu développée, une intoxication plus forte est nécessaire ; on peut admettre une pareille pathogénie quand la fièvre se déclare chez un individu qui s'est exposé à l'action des miasmes paludéens, dans des époques ou des circonstances diverses, la saison, l'heure de la journée, les influences météorologiques, etc., accroissent leur énergie. Ce sera donc tantôt au facteur interne et tantôt au facteur externe qu'il faudra s'adresser pour l'explication des états pathologiques qui nous occupent.

Certaines conditions favorisent le développement de la disposition interne ; Baumes parle d'un mauvais régime, de travaux immodérés, de passions tristes, et surtout de la présence de mauvais sucs dans les premières voies comme cau-

---

(1) Nous ne parlons ici que des affections du domaine interne ; il est évident que pour les maladies du domaine chirurgical, fractures, luxations, etc., la disposition vitale peut faire défaut : ce sont là des faits d'ordre physique.

ses prédisposantes (1). Retz, observant que l'épidémie de
Rochefort sévissait surtout chez les sujets nouvellement ar-
rivés dans la ville, accuse uniquement « les changements
qui se font dans l'économie animale des étrangers (2) » Lancisi reconnaît à son tour que, quoiqu'il faille toujours dans
la production de ces fièvres invoquer l'action des effluves marécageux, il existe aussi d'autres causes qu'il ne faut pas négliger; que l'épidémie attaquait de préférence les sujets qui
d'habitude se nourrissaient mal, et avaient été antérieure-
ment atteints de quelque maladie des viscères (3). Rœderer
et Wagler ont aussi montré l'action d'un mauvais régime(4),
et Quarin a professé la même opinion que les médecins de
Gœttingue(5).En résumé,on peut dire que toutes les causes
qui débilitent le système vivant, ou changent brusquement
son mode d'être, le disposent par cela même à ressentir plus
vivement l'action des miasmes paludéens. Les conditions qui
donneront plus d'intensité au facteur externe, à l'effluve marécageux, produiront également le même résultat. C'est pour
cela que les fièvres continues et rémittentes à quinquina
règnent principalement à la fin de l'été et pendant l'automne, époques où les eaux stagnantes sont basses, et peuvent ainsi plus facilement laisser dégager les miasmes qu'elles
retiennent dans leur partie fangeuse. Ce fait constaté par
tous les auteurs anciens a de nos jours également été vérifié
par les médecins d'Afrique et les praticiens de Montpellier(6).
On sait également que les miasmes des marais exercent prin-

(1) *Traité des fièvres intermittentes,* etc. Montpellier, 1821.
T. I. p. 81.

(2) Retz. *Loc. cit.,* 1re partie. section I.

(3) Lancisi. *Opera medica.* T. II. *De noxiis paludum effluviis.*
Liv. II; *Épidem.* I, ch. V, p. 158.

(4) Rœderer et Wagler. *Traité de la maladie muqueuse,* de
Gœttingue. édit. Delahays. P. 290.

(5) Quarin. *Methodus medendarum febrium.* 1762; p. 131.

(6) Voir les comptes rendus de **MM.** Caizergues, Bourcly, Ressiguier, Girbal, etc., insérés dans divers recueils de notre ville.

cipalement leur action au lever et au coucher du soleil ; aussi ne sera-t on pas étonné de trouver dans Pringle que les fièvres qu'il observait en 1742, 1745 et 1745 en Flandre et en Allemagne atteignaient surtout les soldats qui « obligés de sortir le matin, traversaient les prairies couvertes à cette heure-là d'un épais brouillard (1).»

Les différentes causes que nous venons d'étudier donnent en général naissance à des fièvres continues et rémittentes d'emblée ; mais dans d'autres circonstances, la fièvre, intermittente d'abord, ne passe que plus tard à l'état continu ou rémittent; ce changement est généralement produit par les vices du traitement. Ainsi que nous le verrons plus tard, les fièvres rémittentes s'imprègnent presque toujours des caractères de la constitution médicale régnante, et sont par conséquent associées à un état bilieux, inflammatoire, catarrhal ou autre, suivant la saison ; aussi faut-il tout d'abord attaquer cette complication, si l'on veut plus tard combattre avec succès l'élément intermittent. Si l'on néglige cette précaution, c'est en vain qu'on usera largement du quinquina, la fièvre changera de type, de caractère, et pourra donner de sérieuses inquiétudes sur son dénouement. C'est ainsi qu'au printemps les antiphlogistiques seront souvent nécessaires. «...Quandoque febres vernales, intermittentes grassantur, dit Quarin, venæ sectione et antiphlogisticis curandæ. Si in his cortex exhibeatur, antequam crusta inflammatoria sit resoluta, in continuas mutantur (2). » En été, au contraire, c'est sur les évacuants qu'il faudra plus particulièrement insister; l'histoire de la constitution médicale de Vienne pendant l'été 1807 est un exemple frappant de l'utilité de ce traitement (3). Enfin, les erreurs de régime, l'administration de *remèdes échauffants* ont été également notés par

(1) Pringle. *loc. cit.* T. II, p. 268.

(2) Quarin. *Loc. cit.* P. 152.

(3) Hildenbrand. Médecine pratique ; constitution des mois de juin, juillet et août 1807.

quelques auteurs, Quarin(1)et Frank(2) enparticulier comme favorisant le passage de l'intermittence à la continuité ou à la rémittence. Telles sont les causes qui dans certaines circonstances peuvent donner naissance aux fièvres continues ou rémittentes ; mais, nous le répétons, très-souvent aussi leur production reste inexplicable; leur diagnostic n'en offre que plus de difficultés.

Symptomatologie. — Quelques auteurs ont voulu reconnaître aux fièvres rémittentes des symptômes particuliers qui servissent à les distinguer des autres pyrexies. C'est ainsi que M. Grisolle parle d'un état de langueur, d'oppression à la région précordiale,et d'une douleur derrière le cou, observée, dit-il, par Hippocrate et constatée également de nos jours par M. Wining dans le Bengale, comme symptômes du début des fièvres rémittentes. Plus tard, la maladie serait caractérisée par la tension à l'épigastre ou aux hypochondres, la sécheresse de la langue, l'inappétence, la constipation ou la diarrhée, etc. (5). Avant M. Grisolle, Baumes avait également voulu assigner aux fièvres rémittentes une symptomatologie spéciale(4); mais les résultats auxquels ils sont parvenus l'un et l'autre sont loin d'être satisfaisants. L'affection paludéenne est en effet trop mobile ; elle existe trop rarement à l'état simple et isolé, pour qu'on puisse en tracer un tableau fidèle. Aussi ne doit-on pas être surpris de rencontrer chez les auteurs des oppositions continuelles ; Torti par exemple affirme que, à l'exception des intermittentes soporeuses,le pouls est toujours petit,faible,dépressi-

(1) «Febris intermittens sive sponte suâ, *sive regime calido ad continuitatem accedens,* majorem corticis peruviani copiam requirit (Quarin. *Loc. cit.*, p. 131).»

(2) La fièvre d'accès peut se changer partout en fièvre continue par l'administration maladroite de remèdes échauffants. (Recherches sur les fièvres, etc., traduit par Lefebvre. Montpellier 1821. T. I, p. 21.)

(3) Grisolle, Traité de patholog. interne, 5e éd., t. I, p. 144.
(4) *Loc. cit.* T. 1, p. 37.

ble, tandis que Morton assure qu'il est, au contraire fort, large, développé (1). Que dire des symptômes dont parle P. Frank? quelle valeur attacher aux signes suivants? « Les fébricitants trouvent le pain de seigle acide et le pain de froment amer comme la levûre de bière; le vin leur paraît éventé; ils sentent de loin l'odeur de la viande cuite, etc.? (2). » On a aussi rapporté à ces fièvres rémittentes des symptômes communs à toutes les fièvres, tels que la sécheresse de la langue, la diarrhée, le délire, etc. qui ne dépendent nullement de la nature de la fièvre, mais des complications qui surgissent à la fin des maladies du côté des voies digestives ou du système nerveux. Aussi après avoir lu de pareilles descriptions, peut-on s'écrier avec Lautter : « Sed qui quæso Medicorum ad ægrum similiter affectum prima jam morbi die accitus, tertianam potius perniciosam, quam actuam febum vere putridam, ac malignam ex solis illis symptomatis præsagire audeat?(3) »

Une fièvre rémittente simple ne doit se composer que des symptômes constitutifs d'un accès de fièvre intermittente plus accentués et plus étendus. Au frisson succède la chaleur, suivie ou non de sueur, et toujours l'accès est assez long pour que le second commence avant que le premier ait fini. Chaque stade s'accompagne des mêmes phénomènes que l'on constate dans une fièvre intermittente : céphalalgie, soif, agitation, etc. Mais la fièvre rémittente reste rarement à cet état de simplicité; généralement elle est associée à un autre état morbide; ou bien elle porte son action sur tel ou tel organe, et sa symptomatologie propre est alors compliquée par les phénomènes particuliers à chacune des maladies

(1) Morton. «Opera medica, De febribus continuis, præsertim remittentibus, etc. Ch. IIJ, p. 110.

(2) P. Frank. Traité de médecine pratique, traduit par Goudareau. T. J, p. 17.

(3) Lautter. « Historia medica biennalis morborum ruralium qui a verno tempore anni 1757 usque ad finem hyemis anni 1761 Luxemburgi, etc. P. 164.»

secondaires ainsi produites : pneumonie, pleurésie, etc. Si en même temps, elle s'accompagne d'un danger immédiat, elle cessé d'être rémittente bénigne, pour prendre les caractères des fièvres pernicieuses.

Dans la plupart des cas, les **fièvres** continues ou rémittentes spécifiques sont influencées par la constitution médicale régnante, dont elles subissent les caractères ; aussi, suivant la saison, l'épidémie, la fièvre se présente-t-elle sous les traits d'une affection inflammatoire, bilieuse, catarrhale, adynamique, qui entoure le diagnostic des plus grandes difficultés. Quelques exemples démontreront la vérité de cette opinion. En 1759, Lautter observait à Luxembourg des fièvres qui portaient l'empreinte de l'affection inflammatoire ; l'année suivante la constitution médicale avait changé, et les fièvres prenaient l'aspect des pyrexies à génie putride ou adynamique (1). Les fièvres observées par Hildenbrand à Vienne présentaient au contraire tous les symptômes d'un état bilieux (2). Au rapport de Borsieri, Strak aurait vu une intermittente quotidienne se compliquer avec une fièvre pétéchiale et miliaire (sept. 1758) (3). Pringle [4] en Hollande et de Haën (5) en Allemagne avaient aussi fait la même observation. Torti enfin, dans son admirable livre, s'exprime de la manière suivante : « Opportunum erit præmittere et adnotare, quod octava hæc species (la fièvre subcontinue) plures differentias accidentales potest suscipere, eas scilicet omnes, quas passim auctores continuis febribus, præsertim proportionatis solent tribuere, quales sunt horrifica helodes, assodes, hepiala, etc. (6). » Pour nous, nous avons toujours vu les

(1) Lautter. *Loc. cit.*
(2) Hildenbrand. *Loc. cit.*
(3) Borsieri. *Loc. cit.* p. 616.
(4) Pringle. *Loc. cit.* T. I, p. 272.
(5) De Haen. *Ratio medendi*. Parisiis, 1767. T. V, chap. VI, p. 172.

(6) Torti. *Therapeutice specialis*, etc. Leodii, 1821, T. I, l. II, chap. 1, p. 397.

fièvres à génie intermittent se présenter sous les traits des affections catarrhale, ou bilieuse, qui sont les affections dominantes de nos contrées.

Dans d'autres cas, la fièvre rémittente existe conjointe ment avec toute autre maladie, une fièvre typhoïde, une inflammation locale, pneumonie. pleurésie, etc. Ces cas doivent être distingués de ceux dont nous avons précédemment parlé; la lésion locale était un produit de l'affection marématique, tandis qu'ici c'est une véritable complication de deux maladies distinctes, mais exerçant l'une sur l'autre une influence plus ou moins marquée. Sarcone parle de la coexistence de la périodicité avec les maladies aiguës de poitrine, qui, dit-il, n'est point une chose nouvelle en médecine. La célèbre épidémie catarrhale qui régna en Europe en 1743 dégénéra souvent en maladie aiguë de poitrine, et de là en fièvre quotidienne ou tierce, et à ce propos le docteur Huxham faisait observer avec quelle facilité les maladies périodiques et les maladies aiguës de poitrine s'unissent pour régner en même temps (1). »

Au milieu de ces complications et de ces associations diverses, de cette variété infinie de symptômes, ne trouvera-t-on aucun phénomène qui puisse caractériser le génie intermittent? Une observation attentive fera très-souvent reconnaître à certains signes particuliers l'affection qui nous occupe; mais pour atteindre ce but, ce n'est pas à la considération seule des symptômes pris isolément et en eux-mêmes qu'il faut s'attacher ; c'est bien plutôt à leur mode de succession; c'est à la marche de la maladie, que nous devons maintenant étudier.

A ce point de vue, deux faits principaux doivent être étudiés.

1° La transformation de fièvres intermittentes en continues ou rémittentes, et la terminaison de ces dernières par des accès de fièvre intermittente.

(1) Sarcone. *Histoire des maladies observées à Naples en* 1764. Lyon, 1804. T. I. p. 202.

2° Les exacerbations que l'on constate dans le cours de la maladie. Etudions chacun de ces faits en particulier.

1°La transformation d'une fièvre intermittente en continue ou rémittente, notée par la plúpart des auteurs peut s'opérer dans des temps différents de la maladie. En 1695, Lancisi observait des fièvres tierces ou doubles tierces passant à l'état continu au cinquième jour (1), l'année suivante ce n'était qu'au septième accès que le changement avait lieu (2). Dans les fièvres observées par Quarin, la continuité pouvait être observée après le quatrième accès (3). En général, les fièvres qui doivent plus tard devenir continues, affectent dans le principe les types tierces, double-tierce ou quotidien; Bianchi cependant a vu des quartes subir cette transformation (4). Celleci peut s'opérer de deux manières : ou bien les accès empiètent les uns sur les autres, le second commençant avant que le premier soit terminé; ce sont les fièvres subintrantes; ou bien les accès s'allongent, la période de chaleur se prolongeant au delà du temps normal, ce sont les subcontinues. On aura lieu de craindre ce fuueste changement, dit Torti, toutes les fois qu'au début on aura constaté quelques irrégularités dans la marche de la maladie, que la fièvre aura changé de type etc., (5) On reconnaîtra d'après le même auteur, que la transformation s'est opérée aux signes suivants : « Si quidam appareat intermissionis die mordax ad tactum calor, qui aliquam etiam secum trahat pulsus perturbationem, sitim aut linguæ siccitatem, quæ omnia incendium universale jamjam disponi præmonstrant (6). »

Il n'est pas rare non plus de voir la fièvre primitivement continue ou rémittente devenir intermittente, et ce fait a été

(1) Lancisi. *Loc. cit.* L. II, épid. I, chap. V, p. 158.

(2) *Id. Loc. cit.* L. II, Épid. II, chap. IV. p» 191.

(3) Quarin. *Loc. cit.* P. 133.

(4) Bianchi. *Historia hepatica*, T. I, Part. III. p. 751 Constitution de 1818

(5) Torti. *Loc. cit.* T. I, p. 399.

(6) *Id., id.*

signalé par tous les auteurs comme présageant une heureuse solution de la maladie. D'après Pringle, « sur le déclin de l'automne, et dès que le temps se rafraîchissait, toutes les fièvres commençaient à devenir d'une nature plus douce, et à la fin de la saison, elles différaient peu des intermittentes communes des autres pays (1). » Dans l'épidémie de Rochefort, observée par Retz, les fièvres continues rémittentes se terminaient également par des intermittentes. A Portmouth, Lind constatait une pareille transformation ; les fièvres intermittentes consécutives se présentaient sous le type quarte A Montpellier, des observations semblables ont été faites de tous temps ; on en trouvera un exemple remarquable dans le travail de M. Ressiguier (2).

2° Le second fait que nous ayons à considérer dans la marche des fièvres rémittentes à quinquina, c'est l'exacerbation ou paroxysme (3). Malheureusement, ce signe fait défaut dans quelques fièvres cependant curables par le quinquina : dans les subintrantes, dans les subcontinues, et les continues d'emblée. Avec quels caractères se présente cette exacerbation ? Peut-on la distinguer de celles qui se présentent dans des fièvres de nature non marématique ? M. Briquet, dans l'ouvrage que nous avons eu plusieurs fois l'occasion de signaler, s'exprime, à ce sujet, de la manière suivante : « Pour qu'une maladie doive être rangée dans la classe des rémittentes, et pour qu'on soit fondé à lui appliquer le traitement antipériodique, il faut qu'elle réunisse les conditions suivantes : 1° Que l'exacerbation soit notable, et que les accidents qui la composent

(1) Pringle *Loc. cit.* T. I,, p. 275.

(2) Ressiguier. Compte-rendu du service de M. Caizergues. Printemps 1848, p. 27.

(3) Baumes veut qu'on réserve le mot exacerbation pour les fièvres continues, paroxymes pour les rémittentes et accès, pour les intermittentes, (loc. cit., t. I, p. 14). Nous emploierons indifféremment les mots paroxysme ou exacerbation.

apparaissent brusquement, et arrivent rapidement á leur plus haut degré ; 2° qu'après une certaine durée, ils décroissent assez rapidement ; 3° qu'ils débutent par un frisson ou un sentiment de froid, suivis de chaleur, et se terminent par la sueur ; 4°, enfin, que la rémission soit très marquée, et que tous les accidents de l'exacerbation soient dissipés pendant qu'elle a lieu (1). » Assurément, ces signes ont une importance que nous sommes loin de vouloir leur refuser; mais ils ne peuvent avoir la valeur exclusive que leur accorde M. Briquet. Quel est le médecin, en effet, qui n'a pas retrouvé tous ces caractères dans les paroxysmes de fièvre non marématique? la fièvre hectique, par exemple? Et quel praticien aussi n'a pas constaté l'absence de ces mêmes signes dans des fièvres à quinquina?

C'est ainsi que Voullonne affirme que dans ces fièvres, « la recrudescence n'est pas toujours marquée par le frisson, la sueur ne finissant pas non plus l'accès précédent (2). « Combien de fièvres, dit égalemeut Baumes, dont le type est obscur et la marche irrégulière ; dans lesquelles le premier temps est très court, faiblement prononcé, même absolument insensible (3) ». La même observation a été faite par Stoll (4), Storck (5), etc. Rosen a vu, au contraire, chez les enfants des fièvres rémittentes avec frisson sans sueur (6), fait qne l'on peut constater facilement dans nos contrées. La règle posée par M. Briquet est trop absolue ; le frisson, comme la sueur, peut manquer ; il ne faut donc pas les regarder comme pathognomoniques. La période de concentration, au lieu d'être aussi nettement caractérisée, ne se

(1) Briquet. Loc. cit., p. 341.
(2) Voullonne. *Loc. cit.* **P.** 69.
(3) Baumes. *Loc. cit.* **P.** 40.
(4) Stoll. *Ratio medendi.*
(5) Storck. *Annus medicus.* 1758-1759.
(6) *Traité des maladies des enfants.* Trad. par Lefebvre, de Villebrune. Paris, 1778. P.

fait souvent remarquer que par des symptômes très fugaces
et, par suite, très souvent difficiles à saisir. Ce sera : un re-
froidissement léger, fugitif, même partiel ; une décoloration
remarquable, la concentration du pouls, le retour d'un
symptôme particulier, comme la toux, une douleur de tête,
une pesanteur aux jambes, etc., à l'heure de l'accès (1) »,
Dans les subintrantes, dit Voullonne, le frisson et la sueur
ne sont point des signes nécessairement attachés à l'inva-
sion et à la déclinaison des accès ; les seuls caractères que
l'on observe dans un grand nombre de cas sont les suivants :
La peau, qui s'assouplissait, prend un tissu plus serré ; la
chaleur, qui s'adoucissait comme par degrés, tombe brusquement ; le visage pâlit ; les sécrétions, qui acquéraient
quelque liberté se troublent ou se suspendent de nouveau ;
l'urine, de briquetée, devient claire ; la langue, d'humide,
devient sèche ou visqueuse ; le malade éprouve une inquié-
tude particulière, des tiraillements dans les muscles, des
engourdissements dans les articulations ; souvent la soif,
quelquefois une toux sèche ; le pouls, surtout, qui était sou-
ple et vaste, s'enveloppe rapidement, et devient petit, pro-
fond, serré (2)». A ce tableau si saisissant de vérité, nous
n'avons rien à ajouter. De tous les signes que nous venons de
rapporter, le plus important est peut-être celui qui nous est
offert par l'examen des urines. Dans toute fièvre intermittente, continue ou rémittente à quinquina, l'urine, claire et
limpide pendant la période de concentration, devient rouge
au moment de l'expansion, et dépose à la fin du paroxysme
un sédiment briqueté. Morton plaçait ce signe au nombre
des quatre caractères pathognomoniques des fièvres rémittentes spécifiques (3), et, dans leur cours de fièvres, Gri-
maud(4) et Grant(5) lui ont accordé la plus grande valeur.

(1) Goudareau. Notes au Traité de P. Franck. P. 30.
(2) Voullonne. *Loc. cit.* P. 60.
(3) Morton. T I. *De feb. continentis signis diagnosticis.*P. 110.
(4) Grimaud. *Cours de fièvres.* T. IV, p. 329.
(5) Grant. *Loc. cit.* T. I, p. 18.

A l'exemple de Lautter (1), M. le Pr Dupré a souvent aussi,
dans le service de la clinique médicale, par l'examen des
urines, reconnu la véritable nature des fièvres qu'il observait, alors même que la rémission était très peu marquée.

Si nous n'avons pu admettre l'utilité constante des caractères symptomatologiques établis par M. Briquet, nous nous
rangeons complétement à son opinion sur le mode d'inva-
sion et de disparition des paroxysmes. Tandis, en effet, que
les exacerbations des rémittentes fausses arrivent lentement,
mettent plus ou moins de temps à se produire, sont assez
longues dans leur durée, dans les rémittentes vraies, au
contraire, tout dénote une marche plus rapide et plus ac-
centuée. « On reconnaît toujours, dit un auteur que nous
aimons à citer, l'accès de fièvre en comparant le changement
de l'état du malade de bien en mal et de mal en bien avec la
brièveté du temps dans lequel ce changement s'est opéré. » (2)
C'est en observant avec attention ces alternatives de bien
et de mal que Strack découvrit une fièvre intermittente déguisée sous l'apparence d'une pleurésie qui paraissait continue. En outre, « le temps de la rigueur de l'accès ou ce
qu'on appelle l'état, est d'une durée relative beaucoup plus
considérable que les temps du début et de la rémission, en
sorte que l'état domine sensiblement sur les deux autres
temps »(3) Dans les rémittentes fausses, aggravation de tous
les symptômes, déjà existant, pendant le paroxysme; dans
les rémittentes vraies, apparition de phénomènes nouveaux
qui feraient presque croire à l'existence d'une maladie nouvelle hantée sur l'ancienne, tels sont en quelques mots les
caractères distinctifs des deux genres de paroxysmes.

Un signe non moins important, c'est l'heure à laquelle se
présente l'exacerbation. Or, ainsi que l'a remarqué Grant,

(1) Lautter. *Loc. cit.* P. 62 : « Epidemia et urina sedimen lateritium morbi genium luculenter prodiderunt.»
(2) Voullonne. *Loc. cit.* P. 47.
(3) Grimaud. *Loc. cit.* T. IV, p. 358.

« les fièvres rémittentes de l'espèce des continentes (rémittentes spéciales) sont les plus modérées depuis huit heures
du matin jusqu'à trois heures de l'après midi; mais les fièvres
de l'espèce des intermittentes ont leur rémittence à différents temps, et quelquefois même deux rémittences et deux
paroxysmes, et même plus en un même jour. » (1)

Enfin le dernier caractère sur lequel nous ayons à appeler l'attention, c'est la périodicité. Dans leur marche les
fièvres rémittentes peuvent affecter différents types : les plus
communs sont les double-tierce et quotidien; le tierce est
moins fréquent; quant au quarte, il est tellement rare que
quelques auteurs, MM. Trousseau et Pidoux entr'autres, (2)
ont nié son existence. Baumes cependant n'hésitait pas à l'admettre (3). Les anciens imposaient à ces fièvres différents noms
suivant leur type; l'amphimérine était la fièvre rémittente
quotidienne, la tritœophie était la tierce et la tétartrophie
la quarte. Quant à l'hémitritée que l'on rencontre à chaque page dans les ouvrages de nos pères, il est difficile de
savoir la signification précise attachée à cette expression ;
pour les uns, c'est une tritœophie simple (Hippocrate, d'a-
près Littré, T. II p. 568); pour d'autres, ce serait une tierce
unie à une intermittente quotidienne (Galien) ; pour Celse,
une tritœophie dont les accès se prolongeraient.

L'exacerbation manque dans certaines fièvres que le quinquina cependant guérit avec le même succès; ce sont les
subintrantes, les subcontinues et les continues d'emblée. (4)
Torti, qui faisait de ces fièvres sa huitième espèce d'intermittentes pernicieuses, les définissait de la manière suivante : « La huitième espèce, dit-il, n'est pas accompagnée

(.) Grant. *Loc. cit*. T. I, p. 18.
(2) *Traité de thérapeutique*, etc. T. II, p. 353
(3) Baumes. *Loc. cit*. T. I, p. 358.
(4) Quelques auteurs ont appelé ces fièvres *pseudo-continues* ,
cette expression nous paraît défectueuse, la continuité étant ici
aussi franche que dans les autres pyrexies du même type.

d'un symptôme marquant; mais tous les accidents étrangers à sa nature qui l'accompagnent sont graves; ce sont ceux qui appartiennent aux fièvres aiguës et malignes. » (1) Si l'on pouvait conserver quelques doutes sur l'existence des fièvres continues d'emblée à quinquina, ils seraient certainement dissipés par la lecture du passage suivant du Traité de géographie et de statistique médicales de M. Boudin (2).

« Les fièvres paludéennes peuvent-elles, sans cesser de rester essentielles, revêtir le type continu ? Telle est la question que nous nous posions il y a quinze ans, et que nous avons résolue par l'affirmative. Le problème est d'une haute importance scientifique et pratique. En effet, si les fièvres dont il s'agit peuvent à la fois se présenter sous le type continu, et céder à la médication spécifique, il est évident : 1° que l'appellation générique de fièvres intermittentes et la dénomination de médication antipériodique deviennent désormais impropres ; 2° que le médecin européen, transporté dans les pays chauds hésitera moins à recourir à la médication spécifique, en présence du type continu.

« Ecoutez sur la question du type continu des fièvres paludéennes le langage de quelques auteurs ; il est curieux à plus d'un titre : « A Rome, dit Bally, les médecins appelés en été près d'un malade n'agitent que cette question : Est-ce ou non une fièvre à quinquina ? Si l'intermittence constituait à elle seule le fonds de la maladie, l'expérience n'aurait jamais donné aux médecins qui pratiquent dans les lieux marécageux l'idée qu'une maladie dont les symptômes sont continus peut cependant avoir le fonds des fièvres à quinquina, car j'aimerais mieux employer cette dernière dénomination que d'appeler intermittente une affection qui peut ne l'être pas. « (P. 524) et ailleurs : « J'ai vu souvent des malades qui, examinés à toute heure du jour, ne présen-

<hr>

(1) Torti, *Loc. cit.* Liv. III, Chap. I, p. 396.
(2) Boudin. *Traité de géographie*, etc. P. 523 et suiv.

taient aucune rémission. » Passons à M. Nepple. › Lorsque l'été est brûlant, dit ce médecin, les fièvres rémittentes ne paraissent en Bresse qu'à la fin du mois d'août. Dans les trois ou quatre premiers jours, on croirait avoir affaire à une fièvre continue grave. Mais bientôt, soit spontanément, soit plutôt à la suite d'évacuations sanguines, le type rémittent se prononcera. » (Traité des fièvres rémittentes et intermittentes. Paris, 1835 p. 130).

Dans la fièvre subcontinue de Torti, dit encore M. Maillot, on voit plus ou moins distinctement les accès s'enjamber et la fièvre tendre progressivement à la continuité. Dans les fièvres pseudo-continues, ce n'est plus la même marche. Dès le début, elles simulent tout-à-fait une affection réellement continue. Livrées à elles-mêmes, ou traitées par les antiphlogistiques seulement, tantôt après quelques jours de durée, elles deviennent nettement rémittentes ou intermittentes ; tantôt elles deviennent typhoïdes, tantôt enfin enfin elles révèlent leur nature par l'explosion subite d'accidents que nous savons appartenir exclusivement aux fièvres intermittentes pernicieuses. › (1)

L'existence des fièvres continues curables par le quinquina est donc aussi évidente que celle des rémittentes ; on les observe seulement dans une moindre proportion : ainsi, M. Raoul, qui a observé sur la côte Ouest d'Afrique, l'affection paludéenne sous ses trois formes continue, rémittente et franchement intermittente, a constaté les rapports très différents de 12 pour la première, 66 pour la seconde, et de 611 pour la troisième. (2)

(1) Maillot, *Traité des fièvres ou irritations cérébro-spinales intermittentes*. Paris. 1836, p. 15.

(2) Gazette médicale, 1850, p. 793. On pourra également consulter un travail de M. le Dr Laverane, inséré dans le 52me volume des Mémoires de médecine, chirurgie et pharmacie militaires, et intitulé : Documents pour servir à l'histoire des maladies du nord de l'Afrique.

Quant à la symptômatologie de ces fièvres, nous répéterons ce que nous avons dit au sujet des fièvres rémittentes ; il est impossible de leur assigner des caractères particuliers; comme leurs congénères, elles reçoivent l'influence de la constitution régnante, et modifient leur physionomie suivant les lieux, le temps, etc.

———

Diagnostic. — Les bases de tout diagnostic rationnel et véritablement clinique doivent être établies d'après la considération des trois points suivants : l'étiologie, la symptomatologie et le traitement. Nous avons déjà vu en effet, dans le chapitre précédent, l'insuffisance de la symptomatologie : les phénomènes manifestateurs des fièvres rémittentes sont trop variables pour que l'on puisse avec leur seul secours, avoir une notion exacte de l'état morbide. L'étiologie doit donc à son tour être consultée, et si elle ne peut encore suffisamment éclairer le diagnostic, il faudra avoir recours au troisième moyen, l'essai thérapeutique. Examinons successivement la valeur des divers renseignements puisés à chacune de ces sources.

Parmi les symptômes nombreux et variés que l'on observe dans les fièvres continues et rémittentes à quinquina, les seuls auxquels on doive attacher quelque importance sont les suivants :

1° La présence d'une exacerbation arrivant sans cause appréciable, revenant d'une manière périodique, et se manifestant par un double mouvement de concentration et d'expansion, qui constitue le caractère fondamental d'un accès de fièvre intermittente.

2° L'existence d'urines rouges, laissant déposer plus tard un dépôt briqueté. Si ces deux signes étaient constants, ils suffiraient certainement pour décider la question de l'indication du quinquina ; mais, nous l'avons vu, le premier fait souvent défaut; le second, quoique plus constant, peut aussi ne pas exister. L'autter, qui en avait retiré le plus grand profit en 1759, remarqua au contraire que l'année suivante, l'urine étaitterne, aqueuse et presque naturelle (1).

La marche de la maladie fournira des renseignements non moins précieux ; si la fièvre a commencé par être franchement intermittente, et que, par quelqu'une des causes énumérées plus haut, elle soit passée à l'état continu ou rémittent, on peut donner hardiment le quinquina ; le succès de la médication prouvera la justesse du diagnostic. Mais très souvent aussi ce dernier caractère manque ; on se trouve alors en présence d'un de ces états morbides, que l'on rencontre si fréquemment dans la pratique, et qu'il est si difficile de déterminer au premier abord ; il faut alors de toute nécessité avoir recours pour s'éclairer à l'étiologie.

Nous avons rappelé le mot de Bally, parlant des médecins de Rome, qui, en présence d'une fièvre continue, se demandent tout d'abord : Est-ce ou non une fièvre à quinquina ? Dans les pays marécageux, il faut en effet constamment se tenir sur ses gardes songer, continuellement aux formes multiples que peut revêtir l'affection paludéenne, trop heureux si l'on peut saisir à quelque signe l'indication de la médication spécifique. Nous n'avons nul besoin de rappeler les rapports intimes qui lient un effet à sa cause, pour montrer l'importance des recherches étiologiques, pour faire comprendre le devoir qu'a tout médecin d'examiner les lieux, d'étudier les maladies propres au pays dans lequel il observe, et de chercher pendant une épidémie à connaître autant que possible la nature de ce *quid divinum* que l'on trouve dans tou-

---

(1) Primo anno nostræ hujus epidemiæ in omnibus gravius decumbentis ægris, quorum urinas intueri datum est, sedimen illud lateritium apparuit. Anno vero sequenti non nisi rubram cum crassa nulecula, aut tenuem aquosam, aut fere naturalem urinam per integrum morbi decursum aliquoties observavi. Ergo urina signum quidem præbet. si sedimen memoratum secum ferat, fere infaillibile, attamen cum in gravissimis febribus, eo careat subinde, minime perpetuum. Lautter, *loc. cit.*; p. 174.

tes les maladies populaires. Dès qu'il sera, en effet, arrivé á la connaissance pathogénique du fait morbide, dès qu'il pourra ainsi attaquer le mal dans sa source, le praticien luttera avec avantage contre la maladie, et si dans ses recherches il a saisi l'indication du quinquina, la victoire lui est certainement assurée. C'est ainsi que M. le professeur Dumas, envoyé à Draguignan par l'autorité supérieure lors de la dernière épidémie de Suette, découvrit, à l'aide d'une saine observation de la maladie aidée d'une étude approfondie de l'état des lieux, l'existence d'un élément intermittent; le sulfate de quinine fut dès lors administré et enraya promptement la maladie. On croira à la nature marématique d'une fièvre continue ou rémittente, toutes les fois que cette fièvr^e règnera dans un pays marécageux, que concurremment avec elle existeront des fièvres intermittentes vraies, qu'elles attaqueront plus spécialement les sujets qui par leurs travaux ou leur habitation sont plus exposés à l'influence des effluves marécageux.

Si l'on conserve encore quelques doutes, et s'il n'existe aucune contradiction majeure, on doit recourir à la méthode dite de l'essai thérapeutique. A *juvantibus et lædentibus fit indicatio.* Si la fièvre, continue ou rémittente, est véritablement de nature marématique, comment agira le quinquina? A quels signes reconnaîtra-t-on que le spécifique est véritablement indiqué, et que l'on doit en continuer l'administration? Voici comment Voullonne s'exprime à ce sujet « Les signes, dit-il, qui jetteront quelque jour sur la nature de la fièvre d'après l'action du quinquina, se tirent : 1° de la nature du relâche que le fébrifuge procure au malade ; qui est toujours prompt, entier, et au moins avec une apparence de solidité. 2° De la nature de la maladie après la rechute ; si la fièvre est essentielle, les accès reparaissent plus doux, plus tard, et après la cessation du quinquina; si elle est symptômatique, ils reparaissent aussi forts, plus tôt et pendant l'usage du quinquina ; 3° si elle est essentielle la fièvre après la rechute sera plus accessible au quinquina;

si elle est symptomatique, elle sera plus rebelle. » (1) M. Briquet a reconnu la vérité des observations de Voullonne, quand il a dit que « les accidents cessent brusquement et sans transition sous l'influence de la médication antipériodique » (2). Ces caractères suffiront dans la plupart des cas pour distinguer les rémittentes vraies des rémittentes fausses, contre lesquelles en vertu de ses propriétés antipériodiques, le quinquina exerce aussi une certaine action; mais alors, suivant les expressions de Voullonne, la nature du relâche n'est plus aussi franche.

Telle n'est pas cependant toujours l'action du spécifique; dans certains cas, le sulfate de quinine, ainsi que nous l'avons souvent observé, administré à faibles doses, au lieu de produire, comme dans les cas précédents, une amélioration notable, paraît au contraire amener une aggravation de la maladie, en donnant plus de force aux symptômes qui constituent le paroxysme; ceux-ci sont plus accentués; par suite, la rémittence se dessine mieux, la maladie a une allure plus franche. C'est ainsi que Sims avait constaté dans la constitution de 1767-68 les bons effets du quinquina, toutes les fois qu'il existait de la rémittence; mais, ajoute-t-il, avant d'agir il augmente les symptômes. (3) Cet effet ne se produit jamais dans les rémittentes fausses; on peut, par conséquent, juger ainsi de la nature de la fièvre, et insister dès lors sur l'emploi du quinquina.

Dans d'autres cas, l'élément rémittent entre dans la composition de la maladie, et cependant le sulfate de quinine reste sans action; c'est qu'alors l'affection principale est masquée par une complication quelconque, inflammatoire, gastrique ou autre. La saignée, les évacuants rendront la rémittence plus sensible, et donneront ensuite tout pouvoir au quinquina. Strack suivit avec succès cette méthode dans

(1) Voullonne. *Loc. cit.* P. 99.
(2) Briquet. *Loc. cit.* P. 344.
(3) Sims. *Maladies épidémiques.*

une fièvre gastrique inflammatoire, qui était, suivant l'expression de l'auteur, une fièvre intermittente déguisée sous le type continu (1).

Pronostic. — Tous les auteurs ont été d'un avis unanime pour reconnaître aux fièvres continues et rémittentes une certaine gravité accrue du reste par les difficultés de leur diagnostic. Fouquet parle d'une épidémie qui sévit à Batavia sur l'armée anglaise, et qui lui fit perdre beaucoup de monde : «Quelques personnes, dit-il, se trouvaient saisies subitement du délire, et mouraient dès le premier accès ; mais aucun malade n'a survécu au troisième. » (2) Telle n'est pas en général la marche des fièvres rémittentes ; une rapidité pareille n'appartient guères qu'aux intermittentes pernicieuses, dans lesquelles, il est vrai, la médecine n'a pas toujours le temps d'agir. Dans les rémittentes ordinaires au contraire, toute latitude est donnée au praticien, et s'il parvient à reconnaître les éléments divers qui composent la maladie, s'il sait agir avec prudence et à propos, il parviendra certainement à sauver la plupart de ses malades. L'affection morbide, dangereuse en elle-même, perd donc de sa gravité par la puissance du remède qu'on peut diriger contre elle, et ce n'est que dans les cas où une complication quelconque masque la rémittence ou empêche l'action du spécifique, que l'on peut concevoir des craintes sérieuses.

Traitement. — Les bases du traitement des fièvres continues et rémittentes vraies reposent évidemment sur la connaissance de leur nature. Or, nous les avons montrées : 1° comme étant une expression de cette affection à faces multiples, que faute d'un nom plus convenable nous appelons affection paludéenne, marématique ; 2° comme étant souvent associées avec un autre état morbide, inflammatoire, catarrhal, gastrique, adynamique, etc., qui masque l'élé-

(1) Cité par Goudareau, dans ses notes au Traité de P. Frank. P. 20.

(2) Notes au Traité de Lind sur les fièvres. P. 260.

ment rémittent dans un grand nombre de cas. Deux indications principales nous paraissent ressortir naturellement de
ces idées : 1o détruire l'élément concomitant ; 2° attaquer
l'élément rémittent. Nous n'insisterons pas sur le premier
point, renvoyant aux observations de Lancisi, Lautter, Pringle, Hildenbrand, etc., que nous avons déjà rapportées ; on
verra là l'importance majeure pour la thérapeutique de ne
pas négliger le traitement de ces complications. Le quinquina
est inutile, souvent même funeste, si l'on n'a pas satisfait
à cette première indication. Quant à la seconde indication,
c'est par le quinquina seul qu'on peut la remplir. Si à l'origine de la découverte de ce précieux médicament, quelques
doutes ont pu s'élever sur ses propriétés antifébriles, la lu-
mière n'a pas tardé à se faire ; les prophéties de Chifflet et
de Plempius (1) n'ont pu se réaliser, et les arguments de
l'obstiné Guy-Patin ont dû tomber devant l'évidence des
faits (2). Si plus tard quelques objections ont encore été
faites contre l'utilité du quinquina dans les fièvres continues,
si Voullonne en particulier a pu dire que « quand tout ves-
tige d'intermittence est absolument aboli, le fébrifuge est
inutile » (3) cette opposition n'a pu résister aux belles et
nombreuses observations des médecins d'Afrique. Mais peut-
on toujours donner le quinquina ? Torti, examinant les

(1) Voir Briquet. *Loc. cit.* Introduction.
(2) On sera peut-être étonné que nous ne rangions pas Ramazzini au nombre des ennemis du quinquina ; mais le médecin ita-
lien avait parfaitement reconnu l'efficacité de ce précieux médicament, et ce n'est, ainsi que l'indique le titre de son célèbre Traité,
que contre les abus qu'on en faisait de son temps, qu'il a voulu
s'élever. C'est ce qui ressort de la lecture du passage suivant :
« Admirandum est profecto quomodo ad exiguum pulvisculum
quomodocunque exhibitum febris periodicæ furor conquiescat, in-
terdum etiam extinguatur, quod de quocunque, alio remedio non
tam facile observatur, quod sciam (*De abusu Chinæ Disserta-
tio.* P. 219). »
(3) Voullonne. *Loc. cit.* P. 160.

contrindications que peut fournir l'état particulier dans lequel se trouve le sujet, tel que la grossesse, l'écoulement des règles, l'état puerpéral, etc., conclut qu'il n'y a pas lieu pour ces motifs d'arrêter l'administration du spécifique, et nous nous rangeons complétement à cet avis (1). Des symptômes d'irritation du côté des voies digestives doivent au contraire arrêter le praticien : dès que l'on constate, en effet, de la rougeur à la langue, une douleur plus ou moins vive à l'épigastre, etc., il faut éviter de donner le spécifique par les voies digestives ; le danger ici n'est pas aussi pressant que dans les fièvres pernicieuses; on doit donc attendre, chercher à éteindre cette irritation avant d'en venir à l'administration interne du sulfate de quinine. Il est vrai qu'on peut alors avoir recours à d'autres voies d'administration. On trouvera un autre motif d'agir avec prudence dans la trop grande susceptibilité des centres nerveux qui, péniblement impressionnés même par de faibles doses de quinquina, révéleront dans certains cas leur état de souffrance par des désordres plus ou moins marqués dans les fonctions de la vue, de l'ouie, par des vertiges, du délire, etc.

Le quinquina, généralement administré sous la forme de sulfate de quinine, peut être introduit par la bouche, le rectum ou la peau ; on a aussi préparé un éther quinique destiné à être absorbé par les voies respiratoires ; mais les observations ne sont pas encore assez nombreuses pour qu'on puisse avoir des données certaines sur son efficacité. Le sulfate de quinine, introduit par les voies digestives supérieures, peut être donné sous forme pilulaire ou en potion ; ce dernier mode est préférable, le médicament étant ainsi plus facilement absorbé; malheureusement tous les malades ne peuvent pas vaincre leur répugnance ; souvent même l'estomac ne peut supporter le sel et le rejette ; dans ces cas, il faut avoir recours aux pilules. L'administration par le rectum, quand la méthode précédente ne peut être appliquée, rend

(1) Torti. *Loc. cit.* T. II, liv. V, chap. VI, p. 402.

aussi d'utiles services ; nous en dirons autant de la méthode iatraleptique ; nous ne partageons nullement en effet les craintes de M. Parisel (1) sur le succès des méd'caments incorporés dans l'axonge ; le sulfate de quinine en frictions nous a rendu au contraire de très grands services, principalement chez les enfants.

Quant à la dose, elle varie suivant les âges, la tolérance du sujet. Un praticien distingué de Montpellier, Roucher, assure que le quinquina ne peut réussir dans ces occasions qu'autant qu'on l'élève à de très hautes prises. Cleghorn, de Haën, Sims, dit-il, l'ont administré à grande dose.... Ici, ajoute-t-il, il n'y a pas à tergiverser ; que les jeunes médecins apprennent que le quinquina enlèvera le paroxysme, ou que le paroxysme enlèvera le malade. » (2) Chez l'adulte 1 gramme ou 1.50 sont nécessaires pour enrayer promptement les accidents. On choisira la fin du paroxysme pour l'administration du remède ; ces fièvres ayant toujours une certaine irrégularité dans leur marche, et anticipant souvent les uns sur les autres, on doit agir dès qu'on le peut.

Une dernière question nous reste à examiner. Comment agit le quinquina ? Est-ce à titre d'antipériodique ou de spécifique de l'affection marématique ? Nous n'hésitons pas à nous prononcer pour cette dernière manière de voir, et toutes nos études précédentes confirment notre opinion. Comment agirait le quinquina dans les fièvres continues, s'il ne s'adressait directement à l'état morbide ? Ici, la périodicité est détruite, la forme la plus habituelle de l'affection paludéenne a disparu, mais l'affection elle-même persiste toujours, et c'est à elle que le quinquina s'adresse. Nous reconnaissons cependant que le médicament a aussi une action antipériodique prouvée par ses effets dans les fièvres intermittentes symptomatiques, qu'il enraye pour quelque temps ; mais ici, l'état morbide persistant, les phénomènes reparais-

(1) Voir *le Montpellier médical*. Juillet, 1860.
(2) Roucher. *Médecine pratique*. Montpellier, An VI. T. I, 146.

sent bientôt. Nous n'insistons pas davantage sur ce point qui a été parfaitement élucidé par MM. Trousseau et Pidoux, dont nous partageons complètement les opinions.

Et maintenant que conclure de toutes les données précédentes sur la nature des fièvres rémittentes ? Sont elles constituées par une fièvre continue unie à une intermittente, comme l'ont voulu un grand nombre d'auteurs ? Sont-elles produites par l'association d'une phlegmasie viscérale et d'une fièvre intermittente, suivant l'idée de MM. Nepple et Maillot ? Sont-elles une manifestation simple de l'affection marématique ?

L'observation démontre qu'il existe une fièvre rémittente essentielle, indépendante de toute association avec une fièvre continue ou quelque phlegmasie viscérale. Ce qui le prouve, c'est que le quinquina enlève très souvent la maladie d'une manière complète, tandis que dans l'opinion que nous combattons, le spécifique ne devrait détruire que l'intermittence, laissant la fièvre continue ou la phlegmasie viscérale poursuivre leur cours. Et cette opinion n'a rien du reste qui choque la raison ; l'analogie nous conduit même à l'admettre. Ne voit-on pas des accès de fièvre intermittente d'inégale durée, et ne peut-on dès lors en concevoir d'assez longs pour ne jamais laisser le malade en repos, et constituer dès lors une fièvre rémittente ? Mais en même temps nous devons reconnaître que très-souvent l'intermittence est associée à quelqu'autre état morbide, fièvre typhoïde, embarras gastrique même, etc. Dans ces cas, le quinquina ne peut s'adresser qu'au premier de ces éléments, laissant à l'autre toute sa vigueur. Les indications thérapeutiques varient donc suivant les cas ; aussi est-il de la plus haute importance pour le traitement de distinguer ces différents états de simplicité, association ou complication.

Des considérations précédentes nous pouvons tirer les conclusions suivantes :

1° Il existe dés fièvres continues et rémittentes, dont le quinquina est le remède spécifique.

2° Elles peuvent exister isolément ou concurremment avec tout autre état morbide.

3° Il est très-important de les distinguer des autres fièvres continues ou rémittentes ; car le quinquina, qui est très utile contre toutes les manifestations de l'affection paludéenne, est au contraire inutile et souvent nuisible dans les autres pyrexies.

4° Le diagnostic sera établi d'après la considération de l'étiologie, de la symptomatologie et du traitement.

Paris.—Imprimerie Moquet, rue des Fossés Saint-Jacques 11.